Nursing Today
ブックレット・10

「コロナ」と「看護」と「触れること」

◉目次

はじめに

新型コロナウイルス感染症（COVID-19）の感染拡大により、私たちの日常は、短期間のうちに大きく変化しました。「接近すること」「接触すること」に過敏になり、それらを極力避けようとする身体の使い方、行動や態度が身につき、時には、他者同士が接近ないし接触している場面を目にしただけで、違和感や不安をおぼえることさえあります。人間としての意識や感覚、価値観が以前と違ったものに変容してしまったといってもよいかもしれません。しかし一方で、「触れること」が忌避される状況にあっても、それを避けるのは現実的に難しく、また、業の本質ともいわれるのが看護です。

そこで本書では、日本における医療人類学の第一人者であり、また、長年にわたり看護教育にも携わる波平恵美子氏に、COVID-19を取り巻く現象を「コロナ」と総称して、それらが看護のあり方にどのような影響を与えているか、そして、看護は今後どのように「変化」していくべきかについて語っていただきました。

（編集部）

医療人類学とは……文化人類学の理論と手法（聞き取り調査をはじめとするフィールドワークなど）によって、現代医療の課題を分析し、その質の向上を図る上で何が必要かを示唆することを目的とする学問。調査の対象は、人々の身体概念や健康・疾病概念――疾病とは何で、その原因は何と考えるか、なぜその治療法を選択するのか――さらには、治療のための制度など。

背負いすぎている看護師たち

語　り――波平恵美子（お茶の水女子大学名誉教授／医療人類学者）
聞き手――田辺けい子（神奈川県立保健福祉大学准教授／看護師・助産師）

医療側の発信に課題あり？――「医療崩壊」のリアルが伝わらない

田辺◉　ちょうど一年前の二〇二〇年一月、日本で最初の新型コロナウイルス感染が判明しました〔編集部註：本インタビューは、二〇二一年一月に実施〕。以来、緊急事態宣言発出をはじめ、本当にいろいろなことがあり、私たちの生活も大きく変わりました。本日は波平先生に、「コロナ」を経験して私たちは何を得、何を失ったのかをうかがい、特に看護への提言をいただきたいと思っております。

看護界からは、このパンデミックを受け、看護師が大変な負担を抱えていることが指摘されています。看護以外の業務まで担わされているにもかかわらず、給料は医師と大きな差がある、看護師を軽視しないでほしいといった声もあります。世間一般でも、「医療者への感謝を示す」として、航空自衛隊のアクロバット飛行チーム「ブルーインパルス」が東京上空を飛行したというニュース、あるいは、メディアでさまざまな「美談」のような形で、医療従事者や医療現場が紹介されたりはしていますが、看護師の置かれている状況は、この一年間ほとんど変わっていない、むしろどんどん厳しくなっているのではないかと思っています。先生は、この状況をどのように受け止めていらっしゃいますか。

波平◉看護師の方々が置かれている状況は、指摘されているよりずっと厳しくなっているでしょうし、メディアは東京中心で発信していますが、全国で同じような、場合によっては医療資源の少ない地域など、より厳しい状況に置かれているのではないかと思います。本日は、あくまでも医療者ではない者の立場で私が見聞きしてきたことによりますので、限られた情報に基づくことになりますが、看護に限らず医療について、考えていることを述べさせていただきます。

医療人類学の立場でですが、私が医療の現場の方々に関わるようになったのは、つまり、理論だけでなく現実の問題として直接関わったのは、一九八〇年代半ば以降の脳死臓器移植論議からです。さまざまな立場の医療分野の方々に、ずいぶんインタビューもしましたし、医師たちの研究会やシンポジウムにも参加しました。その結果、感じたのが、「医療側の方々は、社会一般、それから行政に対して、発言はしていらっしゃるけれど、相手が理解するように発信することがあまりお上手でない」ということです。今でもその状況は同じです。

いろいろ思い当たりますが、「コロナ」に関していえば、その最たるものが「医療崩壊」という言葉ですね。「医療崩壊に至るから、感染者をなんとかこれ以上増やさないようにしてほしい、そのためには緊急事態宣言を発出してもらいたい」というような言い方をした場合、「医療崩壊」という言葉が、一体どういう意味をもって一般国民に受け取られるのかを意識していない。「あなた自身も、あなたの家族も、いつ感染するか、いつ患者になるかわからない。もしそうなったときに『医療崩壊』の状態となれば、それはこれこれのような事態が予測される」ということを説いていないのですね。

二〇二〇年十二月の後半になってようやく、テレビなどでも、「医療崩壊すると、COVID - 19 以外の外傷や脳卒中、心疾患などで緊急搬送されてもこれまでのように医療は受けられませんよ」と言い始めました。これが「医療崩壊」の最もわかりやすい言い方なのですが、それまではひたすら「医療崩壊」としかいわなかった。そうすると一般国民はどうとらえるかというと、「それは医療の側の問題でしょう」「医療現場にもっとお金を出せばよいのではないか」となります。医師にだけではなく看護師にも一人あたりたとえば一日五千円、特別手当を出してはどうかと、具体的な金額を示した人もいましたが、いずれにせよ、「お金で何とかなるのではないか」というのが、政治家も含めて、一般の人々の反応です。

「医療崩壊」とはどういうことなのかという現実味を帯びた詳細、具体というものを、いつまでたっても表現しない、これでは一般の人にはわかりません。医療の方々は、自分たちがいっていることは、誰にでもわかるはず、わかって当然と、思い込んでいるようなのですが、一般の人々には、医療の具体像はわかりません。カーテンの向こう側で何が起こっているか、おそらく一パーセントぐらいしかみていない。九十九パーセントはみえていません。ですから、本当に医療が崩壊してしまうと、日本のこの国民皆保険制度のもとでこれまで受けてきたようなサービスを、患者あるいは患者家族が受けられなくなる、そうすると何が起こるかということを早い段階でいうべきだったと思います。しかし、そのようにいうと、国民や行政には、「それはあなた方（医療側）の処理能力が悪い、努力が足りないのだ」とか、「お金がほしくていっているのだろう」というような反応を引き起こしてしまいます。医療の方たちは憤激されると思いますが、実際、COVID-19感染拡大初期のころからの伝え方がよくなかったということ、「コロナ」のことに限らず、医療の具体について、以前から、伝えるスキルにたけていなかった、伝え方を工夫しなければ国民にも、行政や政治家にもわからないということを長い間わかっていなかった。まずその点を、指摘しておきたいと思います。

その上で、看護師の方々が置かれている状況を――たとえば、何時間も防護服を着たまま、陰圧室で、トイレにも行かずに立ちっぱなしで患者を看るということがどれほどの苦痛であるかを伝えることも重要ですが――まずは、医療の状況の全体像から、そのつど具体的な数値をあげながら伝えていただきたいと思います。「コロナ」において、医療全体の中で看護師さんたちが新たに担わなければならなくなったことには、これとこれとこれがあると――たとえば、シーツ交換や清掃、消毒、院内や病棟への荷物の運び入れなど、本来なら他の職種の人がするはずのことですね。「コロナ」でなければ看護師がしなくてよかったことが実はこれほどある、と。大局から詳細へ、医療全体像から看護師さんたちの置かれている状況へとわかるようにみせていただけないだろうかと思います。

メディアが伝えられる時間は限られていますから、COVID-19医療の現場というと、たとえばECMOを扱っている場面がよく取り上げられます。しかし、そこだけをみせられても、感染した患者全体への対応がどのようになされているかの、医療の全体像はわかりません。それが他の診療科にどのように影響しているか、全体像を広角で撮って、ECMOの現場にすーっとフォーカスしていくような発信をしてもらえないだろうか、何かそういう発信源をどこかがつくってくれないだろうかと思っています。

「コロナ」でさまざまな感情がないまぜに

田辺◉ 看護師が「何でも屋」にされているという指摘があります。通常なら業者に委託している清掃やシーツ交換などの業務、さらに、理学療法士や作業療法士の業務であるリハビリテーション、そして、家族に代わっての看取りといった幅広い業務・役割が看護師に回ってきています。
そうした負担を誰よりも担っているのに、たとえば、保育所から子どもの登園を拒否されたりなどの差別や偏見を受ける。看護師でない友人からは、キャンプに行っただの、「Go to Eat キャンペーン」でおいしいものを食べただの、SNSで楽しそうなコメントが画像とともに流れてくる。しかし、ひとたび医療者が感染すると、通常以上のバッシングを受ける現状。そうした世間の扱い、世間とのギャップに悔しさと怒りと悲しみと絶望を感じながらも、患者さんに最後まで寄り添い続けようとする使命感を維持しているのです。

実は私自身、不謹慎を承知でいいますが、「不用意に出歩いている人たちなんて、感染して苦しんでも当然だ」と思ったことさえあります。こうした理不尽と使命感の間で揺れ動く感情が一人の看護師（私）の中にあり、心の中はゴチャゴチャです。理性ではどうすることもできない。しかもそれらを愚痴として表出することもできない。それはしてはいけないことだというのが、看護師たち共通のメンタリティだからです。

波平◉看護教育の中で、看護師は患者さんに向き合うとき、患者さんの経験している苦痛――肉体的苦痛、社会的苦痛、精神的苦痛、そして霊的苦痛を和らげるのだと教わりますよね。しかし、一つひとつの具体的なケースを考えてみるとき、確かに基本はそうであろうけれども、看護という業務がこれほどまでにすべてを背負えるのだろうかと思います。

看護学生が使う教科書の内容の膨大さ――医学部の教科書とほとんど変わらないくらいのボリュームです。私は毎年、四年制大学の看護学科一年生の講義を担当していますが、教科書販売日に学生がキャリーケースを持ってきていて、購入した教科書をそれに詰めているのをみます。四泊五日ぐらいの旅行に持っていくようなケースに一杯の教科書。あれだけの量を一年間、全部で三年間ないし四年間で学ぶわけです。国家試験の問題を毎年みせてもらいますが、本当に看護師になろうとする人たちの優秀さ、そして、努力と健気さに驚きます。これほどまで「医学」寄りの知識を学び、非常に高度な専門技術も担う。反論があるかもしれませんが、フローレンス・ナイチンゲール(一八二〇～一九一〇)が「看護」を一つの専門職とした時代、つまり、初期の時代の看護師と同じ精神で看護を担おうとするのは、かなり無理があると思います。

ナイチンゲールの時代の看護師は、何も道具をもちませんでした。せいぜい消毒薬と包帯程度です。現代の看護師のような医学の知識もありません。そのような状況で、看護師が、医師を補佐する以外に一体何ができるかというと、それは、医師がしないこと、絶対にしない、あるいはできない領域でその存在をアピールしようとしたわけです。典型的なナイチンゲール像というのは、夜の暗闇の中、ランプを提げて傷病兵の間を歩いて回るというものですね。その彼女の姿をみるだけで、道具も鎮痛剤などの医薬品もなくても、場合によっては回復します。亡くなる場合も、少しでも安らかに亡くなっていく。その時代の看護師たちが背負った理想像を、そのまま現代の医療の中に持ち込んでいる、そこに無理があると、私には感じられます。

もちろん、現代においても、患者の状態によっては、看護師がそこにいるだけで慰めになるということはあります。しかし、患者さんが亡くなろうとするとき、その死にゆく人と家族との間を取り持ち、双方の痛み、苦しみを少しでも和らげようとする、それによって、患者も家族も慰められ、安らぐでしょうが、すでにそこに無理があるのに、その無理を何が何でも引き受けようとすることが逆に、先ほどいわれたような感情を看護師の中に引き起こすのではないでしょうか。そう考えると、そのような怒りや悲しみも自然な感情だから、何ら批判すべきものではないと思います。むしろそのような看護師像を、なぜいつまでも持ち続けているのかと今、問いたいです。あまりに多くのものを背負いすぎていませんかと。

何より、看護教育の質が変わっているのですから。特に四年制大学になってからですね、教育内容がものすごくレベルアップしています。看護専門学校もそれにつられる形でレベルアップしているでしょう。看護の専門家というよりも、医学の専門家を養成しようとしているかのような。それなのに、現代の看護師像と、今から百年以上前の最初期の看護師の精神をそのまま――全く違うものを両方とも背負おうとしているという矛盾が、「コロナ」によってあらわになったと思います。そのあらわになったものをこのままにしておいてはいけないと思います。

つい最近、アメリカのボストン在住の日本人医師による本*を読みました。彼は救急医で、呼び出される形でCOVID-19患者、重症患者を診ているそうなのですが、同書の中で、「バイタルトーク」について紹介しています。

バイタルトークとは、アメリカで開発され、日本にも導入されつつある、医師が患者とのコミュニケーションを高める対話技法のことですが、ここでは特にCOVID-19で死にゆく患者さんとのトークにアレンジしているのです。看護師ではなく、医師が当然のこととして行う。アレンジしたのも、スマートフォンやタブレットを使って行う方法を考えたのも医師たちです。日本でも、医師が担ってもよいはずなのですが、なぜか看護師が専任でする仕事であるかのようにテレビなどでも紹介されていますし、実際のところそうなっているのだと思います。こうしたことを――医師でな

*大内啓 著・井上理津子 聞き手（2020）：『医療現場は地獄の戦場だった！――日本人医師がアメリカで体験したコロナ禍の緊急リポート』、ビジネス社。

くてもよいかもしれませんし、他の職種を必要なところに投入してもよいかもしれませんね、プライバシーと感染予防、この二つが大きな関所（せきしょ）ですが、これらさえクリアすれば、さまざまな職種が担ってもよいはずです。精神科医もよいでしょうし、臨床心理士もよいでしょう。

大規模の感染症は、今後も起こるでしょう。十年後かもしれませんし、五年後かもしれません。それまでにさまざまなことを急いで準備しておかなければならないと思います。現在の状況が少しでも収まったら、看護に関わる種々の団体などで、一度、看護師に関わるすべてのことを見直してほしいと、強く思っています。看護師は背負いすぎであり、それゆえに自ら「何でも屋」になっていないでしょうか。労働条件、労働環境の改善という側面だけに注目するのではなく、日本における看護とは何か、これほどまでにハイレベルの教育や訓練を受けている日本の看護師さんたちの本来の仕事とは何かということを一度整理してみる必要があると、私は思い続けてきました。

改めて、「看護の本質」を問う

「ミニドクター」は、もはや必要とされていない

田辺◉保健師助産師看護師法（保助看法）が定めている看護師の業は、「療養上の世話」と「診療の補助」であり、高度な医学的知識に基づく看護は主に後者に比重がかかるため、一人の看護師がそれに偏りすぎることをかつては「ミニドクター」と揶揄（やゆ）する風潮がありました。

波平◉看護師が「ミニドクター」になっても、それは決して悪いということはないと思います。今の医療の複雑さを考えると、相当な知識や技術を身につけなければ、臨機応変に患者の命を救い、苦痛を取り除くことはできませんよね。私は二週間ほど入院したことがあるのですが、看護師さんたちの業務の多さ、その種類の多さを目の当たりにして、やはりあれだけの教科書が必要となるの

は当然だなと感じました。

その一方で、現在、看護師がしなければならないとされていることを、新たな職種を設けて割り当てるといったことはできないのだろうかと考えます。たとえば、患者に手を当てて触れることや言葉掛け、タブレットで患者と家族をつなぐといったことは、ある程度の訓練を受けていれば、そして、そういうことに適したパーソナリティをもつ人であればできることです。なぜ看護師がしなければならないのか。それは、なぜ自分は一般的なイメージの「ナイチンゲール」的な看護師でなければならないのかということを疑問視したことがないからではないでしょうか。

「コロナ」について考えるとき、現在の看護の内容とレベルをテストされているような気がします。軽症者でも無症状者でも、急変がありえますので、対応には看護師が必要となります。素早く判断するには、やはり相当の医療の知識がなければならないし、種々の医療機器をミスなく使いこなせなければならない。中等症で入院したけれども重症化し、人工呼吸器装着になり、挿管すると、非常に専門的なケアが必要になります。もう「ミニドクター」の世界ですよね。さらに、ECMO対応になると……というように、看護師が行うCOVID-19患者対応には、バリエーションがあります。各段階で一つひとつその行為を検証してみれば、医学ではなくて、看護学のどのレベルのどの知識とどの技術が必要かということが分析できるでしょう。一度、こうした振り分けをしてみる必要がある思います。そうすれば、何が欠けていて、何が過剰かが、わかるはずです。看護教育、あるいは、訓練の中には、過剰な部分もあると思うのです。同時に、足りない部分もあるはずです。

さらに、医療に関係する法律もその視点で点検すると、変えるべき点も見つかるのではないでしょうか。その場合、保助看法だけみても、問題は解決できないでしょう。先ほど申したような、労働条件、労働環境の改善を訴えるだけではなく、医療全般に関わる法律の専門家でチームをつくり、科研ないし厚労科研で取り組んでほしい。そうでもしなければ、看護師からの現場の厳しい状況についての訴えは、外部からは、「看護師の労働問題」にしかみえません。根本はそうではありませんよね。

看護師にしかできないこととは

田辺◉看護師でなくてもできる業務はたくさんあり、現場にはさまざまな職種の人たちがいます。その人たちにこれまで私たち看護師がしていたことをどんどん渡していったら何が残るのかという話をよくするのですが、たとえば、保助看法で看護師の業とされる「療養上の世話」は、言い換えると「病とともに生きる人々の生活を支援すること」になります。つまりこれからは、「病をもちながら健康に生きるためのお手伝いをする」とでもいいましょうか。

波平◉国民のヘルスリテラシーの高さについて、聖路加国際大学の中山和弘先生らが調査されたところ、ヨーロッパ八か国、アジア六か国と比較して、日本は最下位だったのだそうです＊。日本の教育期間の長さを考えると、あまりのギャップに驚きました。そうした現状を改善するために、どのような立場の人が寄与できるかというと、最適なのは、もちろん、地域で活動する保健師さんや、

＊中山和弘（2020）：COVID-19とヘルスリテラシー。看護研究、53（6）：450-457。

学校の養護教員もいますが、具体的に教えることができるのは、やはり看護師さんだと思います。いや、看護師にしかできないといってもいいくらいですね。

なぜなら、患者のことをよくわかっていますし、教育や国家試験のレベルからもわかるように、高度な知識をもっていて、一般国民や患者さんにそれを伝達する最適な立場にあると思うからです。臨床の場でのわずかな時間があれば十分ですし、少し訓練すればどの看護師さんもできるはずです。患者さんは、その人生の危機的なピンポイントで病院に来ているわけで、自分の身体のことに関心が高くなっています。医師の治療につなぐその間、たとえば三分間なり五分間なりで、どのような言葉を使えばこの患者さんのヘルスリテラシーを上げることができるか。そういうふうに、自分たちができることを考えるべきではないでしょうか。なにしろ、あれだけの教科書を使って勉強しているのですから。

田辺◉「最もそばにいて患者を理解している」だけでなく、高度な知識をもっていて、それを伝える最適な立場にあることに自負や誇りをもってよい、という先生のお話に、看護師は勇気づけられると思います。

ヘルスリテラシー向上への寄与に期待

田辺◉もはやこれまでの生活や働き方に戻ることはないでしょう。新しい生活や働き方を自らが創出していくことになります。身体や健康の「セルフケア」能力が高まるような看護がこれまで以上に求められると私は思うのですが、そのための支援ということでしょうか。

波平◉「ヘルスリテラシー」よりも「ヘルスケア」や「セルフケア」という言葉の方が日本人にはなじみがありますね。新型コロナウイルスがどのようなものかは徐々にわかってきていますが、その過程で古い情報は捨てていかなければなりません。特に今回は、何にもわからないところから徐々に、そして急速に理解が進んできているわけですから。もはや過去の、間違っていると明らかになっている情報がインターネット上に残っていたり、テレビのワイドショーなどで、私からみても明らかに誤った情報が専門家の口から出てきたりすることがあります。マスコミでは発せられる頻度は高いけれど、情報が限定されているだけでなく断片的になっていますね。情報を集約して整理し、最新のものに置き換えるということができていないようです。日本でヘルスリテラシーのレベルを上げ、それを行為として実践するセルフケアがうまくいかないのは、このためだと思います。

たとえば、対面で会話をするとき、飛沫を吸い込まないために必要なパーテーションの高さは七十センチメートルだというエビデンスがあります。それにもかかわらず、税金を投入して飲食店に設置しているパーテーションは大半が三十〜五十センチメートルのものです。あまりにも形だけになっていて、その効果の検証がありません。日本ではなぜエビデンスが実践に結びつかないのでしょうか。

また、便が感染源になるということ、感染者の便にウイルスが出てくるのは、症状の出る二日前からだというエビデンスがあります。それにもかかわらず、多くの人が使うトイレの頻回な消毒の必要性について注意喚起されているのを、テレビ番組では今のところ、ほとんどみたことがありません。「トイレを使った後、手を洗えば十分」とは言い切れません。保健所も、厚生労働省も、医師も、感染症の専門家も、この点について、少なくともマスコミではいいませんね。いかに日本は情報が偏っているか、個々の情報が集約されないまま流されているかのあらわれです。それができるのは看護師さんだと思うのですが、一方で、現在の看護教育に欠けているのは、自分たちがもっている知識を統合する、つまり、統合的な知識として自分の中で処理する能力の育成です。情報処理の過程が、看護教育の最終段階のところで必要だと思います。

田辺◉大学の場合、四年次（最終学年）に統合実習という科目がありますが、「統合」といいながら統合されないまま国家試験の受験勉強を経て、ようやく全科目が頭に入り——統合は、それ以降、臨床に出てからでなければできないかもしれません。

感染対策に関しては、感染症看護専門看護師や、感染管理認定看護師といった専門の方々が、院内で、もしくはほかのところに出向いて指導したりしています。たとえば、日本看護協会では、二〇二〇年四月から相談窓口を設け、COVID-19の予防やケアに当たる看護職からの相談に、感染管理認定看護師などがEメールなどで答えるというシステムをつくりました。一方で、現時点ではまだ一般の人々への指導が不足していると感じます。

波平◉看護師さんにも、自分たちのもっている専門性をより高め、情報を最新のものにしていく、そういうネットワークができるとよいと思います。たとえば、ＥＣＭＯ治療提供者による「日本COVID-19対策ECMOnet（エクモネット）」では、問題があればそこにアクセスし、より新しいよい知識をもっている人がそれに答える、というように、ＥＣＭＯに関するさまざまな問題を解決し合っているそうです。そのようなものを、COVID-19に関わっている専門看護師などの集団がそれぞれに急ぎ立ち上げるべきだと思います。すでに、もしくは、本書が出版されるころには、生まれているかもしれませんが。

田辺◉もともと看護師は非常に大きな集団です。就業看護師だけでも百二十一万人を超えます（二〇一八年末時点）。ここに、就業していないいわゆる潜在看護師や、同じ看護職である保健師や助産師が加わりますし、就業先も病院や診療所だけでなく介護保険施設や訪問看護ステーションだったり、さらに、病人だけでなく健康な人々や広く地域全体の健康を対象としていたり、小児や成人、高齢者や在宅医療を受けている人、慢性期、急性期、終末期の看護を専門にする看護師など、ありとあらゆる区分にまたがって看護師は存在しています。幅広い領域にわたってそれぞれが自らの専門性を追求できるともいえますが、同時に、看護師集団が一枚岩になれない、まとまりを欠く集団ともなりかねません。専門性の追求と発信、そしてネットワーク作りがキーワードですね。

専門職としてのプライドや意欲が削がれない環境に

波平◉看護師さんは、離職率が高いですよね。転職先・再就職先を探すとき、待遇面を重視しがちだといわれていますが、専門性で採用されるようになると違ってくると思います。助産師などのような特殊な専門性ということでは必ずしもありません。在学中、常に育まれ、卒業時にもっていた専門職としてのプライドが、就職先の環境——医師との関係、患者との関係、経営者との関係などによって、削がれる可能性があると思うのです。専門職としてのプライドや意欲を保つのは、常に取り入れられる新しい情報、それに裏打ちされた知識と技術です。しかし、それは個人では無理ですので、卒後の看護職の人々を知識と技術の面でサポートする仕組みを、どうやって作り上げていくかが重要だと思います。

そうしていくことで、離職率は下がっていくと思いますね。あのハードな学生生活を乗り越えられるのは、一つには、看護学生となった人々には、職業的パーソナリティがあるからだと思います。「食いっぱぐれがないから」というような理由で看護師になる人もいるかもしれませんが、三年間ないし四年間を耐え抜いて、そして国家試験をクリアするには、おそらく子どものときから醸成された職業的パーソナリティがあるからこそですよ。それなのに、高い率で離職する。なぜそのようなことになるのか。給与や福利厚生だけでなく、職場環境が専門職を遇するにはあまりにも悪いからではないでしょうか。「コロナ」を一つの転換点として、総合・総括的に分析しなければならないと思います。

日本人のセルフケア能力はなぜ低下したのか

田辺◉先ほどの、「国民のヘルスリテラシーを向上させることに看護師が向いている」というお話ですが、看護師には病気のことを知っているだけでなく、生活のことも視野に入れて、その人の「人生」をみよう、理解しようとする資質があるからではないか、それで言葉が伝わりやすくなるのではないかと思いました。

私たちは、患者のそばに寄り添い、「手を当てる」ことを、唯一無二の看護の本質（原点）だと思い込んでいたのかもしれません。そして、その本質は揺るがないとも思い込んでいました。しかしそうではなく、現状に合わせた「本質」があるのだということ。そして、先ほどの「看護教育において、看護師は患者さんに向き合うとき、患者さんの経験している苦痛――肉体的苦痛、社会的苦痛、精神的苦痛、そして霊的苦痛を和らげるのだと教わるが、一つひとつの具体的なケースを考えてみるとき、確かに基本はそうであろうけれども、看護という業務がこれほどまでにすべてを背負えるのだろうかと思う」という先生のご指摘を、私たちは肝に銘じなければならないと、改めて強く思いました。

ただ、厚生労働省が提唱する「新しい生活様式」ですが、日常生活を営む上での基本的生活様式のうち、「身体的距離の確保」と「三密の回避」以外、マスクの着用や手洗いの励行などは、いずれも、看護ではセルフケアの範疇です。わざわざ、政府がキャンペーンをしなければならないほど、今の日本人にセルフケアの概念は失われているのでしょうか。

波平◉「セルフケア」と「ヘルスリテラシー」とは、厳密には違うと思うのですが、「セルフケア」を持続して適切に行うには、その基本に「ヘルスリテラシー」が育まれ、保たれていなければならないでしょう。しかし、セルフケアの動機づけ、インセンティヴが個人の中で保たれるには、人が自分の生活、ひいてはライフサイクル全体を見渡す視点、つまり、今の年齢での生活習慣がどうであればよいのか、逆に、どのようであってはならないのかの認識が明確でなければならないでしょう。

喫煙や飲酒を始める年齢が低いほど、そのマイナスの影響が強く表れるとか、若い時期の女性のやせすぎは更年期以降の骨粗しょう症に、ひいては高齢期の虚弱、フレイルにつながるということが、現実味を伴いながら理解されていることが大事です。現在、マスコミを通して健康や疾病についての大量かつ多様な情報が流されていますが、それらに関心をもち、知識として蓄え、自分の生活につなぐには、これらの情報の集約や整理のほか、社会全体として、ひと工夫もふた工夫も必要です。

一つには、子どものころからの、できれば小学校入学時からの、学校教育の中で体系的に学ばせることだと思います。

二つには、医療現場での受診者や受療者への、ヘルスリテラシーを高める働き掛けが有効だと思います。医師の一言、看護師の一言が自分の今の病状と結びつけて語られるとき、患者は最も効果的に学ぶのではないでしょうか。待合室には、小さいけれども最新の医療情報が記載されたリーフレットが置いてあります。置いておくだけでなく、看護師が、受診の終わった患者に、「必ずこれを読んでおいてください」と声掛けするのが大事でしょう。なぜそう考えるかといいますと、今でも忘れられない情景があるのです。

薬局で、妻に手を引かれた中年の男性が、薬を渡されるとき薬剤師に、「長年、糖尿病で治療を受けていたが、自分のわがままで、少しも医師の指示に従おうとしなかった。でも、もし医師が、『きちんと指示に従わないと失明するよ』といってくれさえすれば、こんなふうにならなかったのに」と愚痴をいっていた姿です。現在ではこうしたことはないと思いますが、患者教育はもちろん、機会をとらえてのくどいほどの健康教育は、どれほど行っても十分ということはないでしょう。そして、それを担う機会に最も出会うのは看護師だと思います。

「コロナ」に関して、日本人のヘルスリテラシーが、また、セルフケア能力が衰えているようにみえることについて、その大きな原因としては、日本が戦後からこれまで積み上げてきた衛生的な生活環境がその一つかもしれません。それほど気にせずに何でも口に入れたとしても、下痢や嘔吐をするような消化器系の感染症にはなりません。食品衛生上の管理が徹底しているからです。また、小児のころから感染症予防のためのワクチン接種は滞りなく施されてきました。仮に感染症になっても、国民皆保険制度のもと、低額で治療が受けられます。私たちは、いつの間にか、恵まれた環境の中で最も基本的なセルフケアの必要性を忘れ去っていたのかもしれません。

私は一九四二年生まれで、一九四七〜一九四八年ごろからの記憶が飛び飛びにあるのですが、両親がどれほど感染症を気にしていたかを覚えています。COVID-19予防のための注意は、両親が家族を結核に感染させないために行っていた行為を思い出させます。COVID-19は、これまでの感染症とはかなり異なりますが、予防のセンシティヴネスを上げるのに、過去の記憶は役立っています。

先に、中山和弘先生が日本人のヘルスリテラシーの低さを指摘されていたことに言及しましたが、あまりにも恵まれた医療環境の中で、また、衛生管理が徹底された生活環境の中で、ヘルスリテラシーを育てる必要性に、社会も個人も気づかなくなっていたのかもしれません。しかし、今回の「コロナ」は私たち日本人に大きな警告を与えてくれました。「人間の生きている環境に大きな変化が起きている。新たなヘルスリテラシーを構築せよ」と。

ただ、次のことはいえるかもしれません。幼いときからトイレの後と食事の前には手を洗うよう、家庭でも保育所や幼稚園、また、小学校でも十分しつけられ、完全に人の行動に定着しています。しかし、新型コロナウイルスは、感染力の強さがこれまでのインフルエンザウイルスなどとは比較にならないほどで、少量で感染し、感染力が長時間持続するため、これまでにすっかり身についていた衛生管理の習慣がかえって感染予防を阻害したのかもしれません。かなり後になってから、このウイルスの感染力の強さがマスコミを通して具体的に強調されましたが、それでも、感染予防の専門家がテレビ番組で視聴者からの質問に答える際、「食品からは感染しません」という言い方をしているのをみました。生活にまで目を向けるなら、「ただし、食品の包装、たとえば、お惣菜パックのトレイのラップフィルムにはウイルスが付着しているかもしれません」とまで答えてほしいところです。専門家の情報の流し方に、生活感があまりにも乏しいこと、また、人の行動についての想像力のなさをたびたび感じました。

［インタビュー後の］二〇二一年二月になってから、緊急事態宣言が解除されるに当たり、これまでの感染予防の注意に加え、「会食は家族か、いつも近くにいる四人までで」という項目が追加されました。これは全く理解に苦しみます。おそらく、「お互いの生活や健康状態を知ることのできる、いつも身近にいる四人まで」の意味だと思いますが、「三密を避ける」と同じように、人の行動や生活実態からかけ離れた感覚のもとで、注意を呼び掛ける文章がつくられています。

私たちは人間関係をどう築き、維持しているのか

田辺◉「人間を理解する」ということに関して、医療人類学の知見をお聞かせください。「コロナ」によって人間は変わったと感じています。私個人もですし、看護師たちも、医師や、その他医療職も、皆、これを経験して何か変わったと思います。人々の中に、「コロナ」は、どのような経験として残っているのでしょうか。何を与えられ、何を奪われてしまったのでしょうか。医療人類学者として、先生はどのようにみていらっしゃいますか。

波平◉文化人類学だけでなく、いろいろな分野の方々が、「人間とは社会的な存在である」と指摘しています。社会的な存在というのは、家族や職場、国家といった、社会的な集団を組織しているというだけではありません。社会的な存在であり続けるために、私たちはさまざまな「文化的道具」を

もっています。最たるものは言葉ですよね。そして、言葉では表せないものを、たとえば表情や動作といったさまざまなもので表し、私たちは人間関係を築き、維持しています。しかも常にＴＰＯに応じてそれらを使い分け、次から次へと繰り出します。「この人にはボディタッチはしてはいけない」というように、文化的に作り上げられた無数の人間関係についてのルールを、確認したり保持したり強化したり、場合によっては弱化していくような、そんな道具をもっているわけです。普通の状態であれば、それを何気なく使いこなしています。赤ん坊のときから身にしみついていますから。

しかし、「コロナ」においては、一つ一つ検討し、考えて行わなければならなくなった。たとえば、握手をする場面で、手ではなく肘を合わせる。一所懸命笑おうとしているのだけれど、マスクをしているために眼でしかそれを表現できない、表情が伝わりにくい。眼をどのように動かせば驚きや好意を表現できるかなど、考えるようになりました。私たちは顔の表情さえも改めて考え、変えなければならないほどの状況に追い込まれているわけですね。医療人類学的にというか、文化人類学的な立場からいうと、これまで人間関係はどのようにして保たれていたのかということを、「コロナ」によって、おさらいさせられているように思います。たとえば、これまでハグできたのにできなくなった。そうすると自分はこの人に対してどのような感情をもつだろうか。あるいは、ハグしてもらえないと私はどのような寂しさをおぼえるだろうか。

このように、一つ一つ立ち止まって自分の心の中をのぞき込むと同時に、相手にも同じような感情が起こっているとしたら、相手はどうなのだろうかと、すべてにわたって考えるとすると、チェック項目が何百とあるわけです。一過性の現象ならともかく、このような状況になってすでに一年が経っています。おそらく少なくとももう一年は続くでしょう。その間、私たちはやむをえず、自分が使える「文化的道具」を総点検させられるのです。社会関係をつないでいかなければなりませんから。

今、私たちはこうしてモニターを通してお話ししています〔編集部註：本インタビューは、Ｚｏｏｍを用いたオンラインで実施〕。こういう状況をただ残念だと思うのか、それとも、直接会ってお話しすることができないがゆえに「何かで足そう」と思うのか。講義や研究会もこの形式で何回か経験していて、慣れてきましたが、慣れるにつれて、普通の対面とは異なる、何か違う要素や技術、別の道具立てを加えなければ、これまでどおりの意見交換はできないと思うようになりました。対面であればできるはずのことに代わる何かをプラスしようとする努力ですね。すべてをマイナスととらえるか、マイナスは大きいけれどもプラスすることはあるととらえるかによって、COVID-19収束後の世界は変わってくると思います。人間関係とはどのように構築されていくのか、「絶対にこれがなければだめなのだ」というものは何か、何を何で代替させられるのかを、考えてみることもできると思います。

「コロナ」で試される私たち――フィジカルディスタンシングで磨かれるもの

波平◉意識がなく、言葉掛けもできない、というより、掛けてもおそらくわからないという場合もありますよね。そのような場面で、「看護の本質は手を当てることだ」は、当てはまらないのではないでしょうか。それなら、最重症の患者さんたちにとっての看護の本質とは何か。ガラス越しにしか患者と家族が会えないというようなとき、ボディタッチはできない。挿管していて言葉が発せられない。それなら、そこで成立するコミュニケーションには、どのような手段があるか。たとえばスマートフォンなどで声を聞かせることはできます。実際、欧米諸国でも日本でも行われています。

医療現場に限らず、医療を離れた日常生活の中でも、何が大事か、何をどうしても欠かせないかを考えることができるだろうと思います。身体的な距離――ソーシャルディスタンシング、正しくはフィジカルディスタンシングといいますが、最新の知見では、変異型のウイルスの場合、飛沫を避けるには、一メートルでは不十分だそうですね。双方がマスクをつけていても、二メートルは必要なのだそうです。これまでは対面で三十センチメートルか五十センチメートルぐらいの距離で話していたのが二メートルになると、何が変わってくるでしょうか。状況や相手との関係によってもずいぶん違うとは思いますが、私たちは今、試されているのではないでしょうか。

しかし、マイナス面のことだけが起きているとは考えない方がよいでしょう。たとえば、古いものですが、イギリスの教育機関（パブリックスクール）で学んだ日本人が、当地の文化について紹介した本*があります。イギリスの教育、というかdiscipline（規律）について書かれているのですが、その中でイギリスにおける紳士とはという箇所があります。イギリス紳士の条件の一つに、「最低一ヤード（約九十センチメートル）離れてささやき声で話しても、相手が確実に聞き取ることができる」というものがあげられていました。つまり、しっかり発音し、抑揚をつけ、適切に言葉を選ぶ――相手が確実にそう受け取るであろう言葉を選び取る、そうしなければ、ささやき声で、九十センチメートル離れたところにいる人に言葉を伝えることはできないというわけですね。

オンライン会議などの導入によって、私たちの言葉遣いは変化しているはずです。たとえば、一つの会社の中で発せられた言葉を全部拾って分析してみたら、一年前とはほぼ百パーセントの確率で変化している、たとえば、言葉の使い方がより正確になっているのではないでしょうか。発話、滑舌がまず違っているでしょう。フィジカルディスタンシングをする、それでもなおかつ、人間関係を保つという状況によって、私たちは磨かれた部分がずいぶんあると思います。

医療現場でも同じことがいえます。ガラス越し、フェイスシールド越し、マスクやゴーグルをつけた状態で患者さんと向き合わなければならない状況によって、患者さんに対する、「私はこの人を心からケアしている」という態度が、より磨かれなければならないのです。「こんな格好では十分な看護ができない」と嘆くのではなく、考えて、いろいろとやってみたらどうでしょうか。

田辺◉十年ほど前まで、たとえば助産師は、乳房ケアや新生児のおむつ替えは素手で行っていましたが、しだいに感染対策のことがいわれるようになり、ケアする側の身を守ったり、患者への水平

＊ 池田潔（1949）：『自由と規律――イギリスの学校生活』、岩波書店。

感染を防ぐ意味で、手袋やゴーグルをつけて行うようになりました。最初のころは、それこそちゃんと「手が当て」られない——当然、手袋を介することで感覚も鈍くなるのですが、なんだか冷たい感じがして嫌だなと思っていましたが、じきに慣れ、そういうものだと思うようになりました。ケアをする私の身体も、それを受ける側の身体も変わったのでしょう。そうして適応していくものなのですね。

波平◉ただ適応しているわけではなく、それに代わるものと置き換えたり、補充したりしているのだと思います。たとえば、乳房ケアのとき、対象が成人T細胞白血病（HTLV-1抗体陽性者）だったら、乳汁が眼や手の傷に入ると、感染する可能性がありますよね。それで、手袋やゴーグルをつけて行うことになったわけですが、だからこそ、より笑顔で、より温かい雰囲気が相手に伝わるようなボディランゲージを行っているはずです。何かを代わりに、あるいはそれ以上のものを補充していると思います。

田辺◉ケアの受け手側はどうでしょうか。ケアを提供する側が笑顔や温かい雰囲気を補充しているとして、ケアの受け手側も何かを補充していると考えてもよいでしょうか。

波平◉ケアの受け手側が、はじめから、ケアをする側に対して何かを補充することはないでしょう。ケアの受け手側は、最初はとまどったり不満に感じたりするかもしれません。しかし、なぜそうするようになったのかをていねいに説明すれば納得するでしょう。中には、「私をウイルスのキャリア扱いするのか」と憤る人もいるかもしれませんが、結局はそれが妊産婦さん自身や乳幼児にとって、より安全なケアであることを理解し、さらに、自分のヘルスリテラシーを強化する機会を与えられたと考えられるようになり、受け手側は感謝するのではないでしょうか。

変化する医療現場では、常に説明と納得の連鎖が生まれていなければなりませんし、そのためにも、看護師のスキルは磨かれなければならないでしょう。

診療へのオンライン導入の是非

田辺◉このようにオンラインで話すとき、モニターに映る上半身だけきれいにして、下はジャージやパジャマでもごまかせるわけですね。背景も、画像を使って、隠すことができます。現在、オンライン診療が導入されつつあります。看護師としては、生活に応じた看護を患者さんと一緒に考えながら提供したいので、外来では目にすることのできない「生活の場」がみえるというのが、オンライン診療のよい点だと思います。ですが、生活の様子をみたいのに、隠されてしまう可能性もあります。悪くいえば「ごまかされる」「うそをつかれてしまう」ことで、診療が変わってしまうこともありえます。
波平◉それはやむをえないのではないでしょうか。読み取る力、聞き取りの技術を磨くことで、補えるのではないかと思います。診療科にもよりますが、隠したり、ごまかしたりしても、時間を少し長くとれば、隠しおおせないし、だましおおせなくなりますよ。

田辺◉その人がこの場で何を求めているのか、その人にとってどれだけ重要なことかによって自分の出し方も変わってくるかもしれませんね。

波平◉これまで、何人かの訪問診療に携わる医師や看護師の方々からお話を聞きました。表現はそれぞれ多少違いますが、どなたも、「そこは別世界だった」という感想を述べられました。つまり、病院で診察している患者と自宅にいる患者とは別人で、薄々想像していた患者の生活と、現に目にする患者の生活空間とは大きく異なることがほとんどであり、訪問するときは玄関先で「ここから先は別世界だ」と思いながら患者宅に入ると語っていたのが忘れられません。ゆえに、オンライン診療であろうと、医療施設での診療であろうと、医療者が現場へ行き、患者の生活をみることに比べれば、それほど違いはないと思います。それよりもやはり、何を聞き、患者に何を語ってもらうかの技術を磨くことが大切ではないでしょうか。

意識がない患者に対する看護

田辺◉あるドキュメンタリー番組で、COVID-19で死にゆく患者さんに触れることを看護師が家族に促しているのをみました。医療人類学的に「触れる」あるいは「触れられる」ことには、どのような意味があるとお考えですか。

また、死にゆく身体と残される家族を物理的に離さないこと、そして、家族が死にゆく人の身体に触れること、死にゆく人が家族に触れられることの意味を、医療人類学ではどのように考えますでしょうか。そして、「意識がなく、言葉を掛けてもおそらくわからないという場面で、『看護の本質は手を当てることだ』は、当てはまらないのではないか。それなら、最重症の患者さんたちにとっての看護の本質とは何か」を考えるヒントをいただければ幸いです。

波平◉「触れる」こと、「触れられる」ことは、人間関係で最も重要なことだと思います。自分の身体のどこで相手の身体のどこを触るかは、文化によって意味がすべて違います。欧米のドラマをみているとよくわかるのですが、特にキスをする文化においては、唇のどの部分を使い、相手のどこにするのか、さまざまなパターンがあります。身体接触というのは、一つひとつ、非常に厳しいルールにのっとって、言葉では表せない感情を示す、あるいは、人間関係を相互に確認する文化的な道具として発達しています。

一九九〇年代の話ですが、イギリスに滞在したとき、初対面の男性が私と「握手」をするときは指の先同士でしていました。次に会って少し親しくなると指の関節から先です。手のひら同士を合わせることはめったにないようでした。女性同士の場合は別のルール、男性と女性の場合は厳しいルールがその当時はありました。日本の場合は直接の身体接触が比較的少ない文化ですから、親子や恋人の間などは別として、社会生活においてそれほど大きな意味をもちません。

そうしたことも念頭に置きつつ、医療現場は、この感染拡大の状況の中で意識を変えなければならないと思います。看護師さんたちは、患者さんに手を当てない、当てられないということで、不十分な看護しかできていないと思っていらっしゃるかもしれないのですが、はたして患者側はそう感じているのでしょうか。「触れられない」ことに、患者は慣れると思うのですよ。

かつて、医師は診察で、首まわりをさする、腹部を押す、ふくらはぎを握る、手の指をみる、舌を出させてみる、というように、かなり身体接触をしていましたが、今はしませんね。血液検査やエコーなどでわかるようになりましたから。私は喘息があるので、呼吸器内科を月に一回受診していますが、医師の診察で私が触れられるのは、聴診器を通してだけです。医師も極力触れないようにしていると感じます。初診で身体に直接触れるのは、一部の診療科に限られているのではないでしょうか。医療の現場で身体に触れられないことに、もう患者の側はある程度、慣れています。触れてもらいたいという状況は、限定的になっているのではないでしょうか。場合によっては看護師側の思い込みもあるかもしれません。看護師の自己満足と、患者が必要としている場合に応じることとは違うと思います。

死にゆく人への身体接触

波平◉私はこれまで、たくさんの看護師さんに、さまざまな関係でお会いしてきましたが、皆さん本当にいい方たちで、思いやりがありすぎる、人の気持ちを忖度(そんたく)しすぎるところもあるとさえ思うのですね。それは、先ほども申しました職業的パーソナリティによって築き上げられたものでもあります。しかし、本当に患者が欲している身体接触なのか、そうではないのか、そこは適宜判断してほしいところです。患者に手を触れてみて、そのときの反応である程度はわかるはずですよね。

　最重症の患者への手当て、身体接触には、特別の意味があると思います。患者の家族がそばについていて声を掛け、手や顔に触れ、自分たちがそばにいて見守っていることを伝えられる場合には、患者はそれから安心と慰めを得ているでしょう。ところが、COVID-19感染拡大においては、家族がそばに寄るどころか入院中の患者をみることもできない状況が続きました。その中で、自身が感染することの危険を押して患者の身体に触れ、ケアを続ける看護師の姿には、テレビ画面を通じての限られたものであっても、強く心を打たれます。特に、ワンシーンでしたが、重症の患者の手をなでながらフェイスシールド越しに何か声掛けをしている看護師の姿が放映され、もし自分があの患者だったら、自分はまだ生きているということを実感し、大きな安らぎと感謝の思いを抱くに違いないと思いました。また、患者に会うことのできない家族にとっては、自分たちの「触れてやりたい」「声を掛けてやりたい」思いを看護師が代行してくれていると思えば、慰められることでしょう。

　死にゆく人への身体接触は、日本の伝統的な死者儀礼では重要な位置を占めてきました。死者儀礼は、経験から死が近いと思った段階から始まりました。家族や血縁者が病人のそばで大声で名前を呼び、安心して死ねるような内容の言葉を告げ、手を握り、また、自分たちの顔がみえる位置に代わる代わる座りました。安らかに死への旅立ちを整えてやるという意味をもった、形式化された行為だったのです。一方、残される者たちも、そのことで死を受け入れ、慰められたのです。しかし、今回の異例とも思える状況は、医療施設でのそうした臨終のあり方に新たな視点を持ち込んだのかもしれません。

田辺◉「看護師の自己満足や思い込みかもしれない」というのは、とても耳が痛いところです。そう考えると、たとえば、私自身も経験がありますが、先輩看護師から「パソコンのキーボードを触っている時間があるなら、患者のそばに行きなさい」という言葉を掛けられたことのある人も多いと思います。これを機に、少し意識を変えて、その上で、「絶対にこれがなければだめなものとは何だろうか」と自分に問い直してみたいと思います。

波平◉ナイチンゲールの時代の看護師像と重なりますが、やはり、「そこにいるだけで慰めになる」という考え方もあり、確かにそうだと思うこともありますね。私が入院したとき、夜、看護師さんが何回も様子をみにきてくれました。そのつど目が覚めるのですが、看護師さんの姿を目にするだけで、安心感をおぼえました。患者の状態によって、看護師のどのような行動が、つまり、パフォーマンスが、患者を最もcomfortableにするか――happyにまでする必要はないのですよ。この点は、まだ研究の足りない部分ではないかと思います。患者の状態によっては、看護師が手を当てない方がよいかもしれないのです。常にTPOに応じて判断する――病状によって、相手によって。そこは、磨かなければならない余地があると思います。

特に、COVID-19の場合、患者さんは症状の度合いによって身体状態にも精神状態にも大きな幅があるわけでしょう。自分自身を感染から守りながら、その状態の違いによって看護師は、たくさんもっている技術の中でどれが最も適切なのかを選んでいかなければなりません。このことについては、状況が落ち着いたころに、アンケート調査をしてほしいと思っています。患者の症状の違いごとに、どのような対応をしたか、成功例と失敗例を大規模に調べてほしい。そこから新たな看護術、看護の本質がみえてくるのではないか、これまでにない発見があるのではないかと思います。

つまり、決定的な治療法がない中、同じウイルスによる発症であるのに、これほど患者が経験する苦痛に違いがある例は少ないかもしれませんので、重・中等・軽症の患者別に、どのような内容の看護が必要とされ、また、なされたかの記録をぜひ残してもらいたいです。

「コロナ」で露呈した課題

田辺◉医療や看護のあり方は、この先、どのように変わっていくでしょうか。

波平◉大きく変わると思います。まず、病院の統合ですね。「コロナ」によって小規模の民間の病院が経済的に非常に苦しくなっています。今のままの病院経営、医師や看護師の配置でよいでしょうか。もっと早く見直さなければならなかったと思います。現在のやり方では古い、遅れているということも、「コロナ」によって露呈しました。高度医療化しているのにもかかわらず小規模の医療を行っていたのでは、経済効率が悪いだけでなく、人的効率が悪い。「結果として変わる」のではなくて、積極的に「変える」べきです。そしてこれは、国民と国と医療職、三者で取り組まなければならないと思います。特に、医療側の方からは、先進的な意見を出してほしい。その際には、自分たちだけでわかる言葉は使わず、そして、医療全般の詳しいデータを添えて発信していただきたいですね。

人間としての力が試される

波平◉あくまでも医療の部外者からの発言だと受け取っていただきたいのですが、今後の看護、そして看護師のあり方については、次の三点をあげてお話ししたいと思います。

一つには、看護の専門性の見直しです。医学がそうであるように、看護の領域も専門分化してきました。「○○看護学」というように領域が明確化され、それぞれが膨大な知識と技術を含んでいます。それが先に述べた、看護学生が購入する教科書の分量になって表れています。

医療の専門分化の流れは止まらないでしょうが、その分化のされ方に変化が起きたのが、「災害看護」という領域の誕生です。これは、医学に従った身体部位や疾病別の分化ではなく、ある大きな現象、つまり大規模災害が人々にもたらすあらゆる面での健康障害を対象にし、しかも災害という現象がもたらす物理的、社会的、心理・精神的な影響を考慮に入れなければ、患者や患者家族の看護を実践できないことを前提にした新たな領域です。そこで要求されるのは、「総合看護」とでもいえるものであり、専門分化した領域を横断する知識と技術、さらには特殊な環境における医療・看護実践が行われることからくる人間関係や社会環境に柔軟に対応していく力がなければなりません。看護師としてだけではなく、人間としての力が試されることになります。

今回のCOVID-19対応の看護も、患者の多くは呼吸器症状から始まり、重症化すれば多臓器に障害が起こり、それに加え、自身と周囲の同僚への感染予防をしながらの看護になります。さらに、先に話題になったように、患者のきわめて強い精神的ストレスと患者家族への対応に追われる状況は、形を変えた災害看護となっています。災害にしても大規模感染症にしても、繰り返されることが確実ですから、看護教育の中で、専門分野の知識と技術の横断と応用、そして異なる分野を関連させ、統合する力を育むカリキュラムが必要になってくるのではないでしょうか。

「適正さ」はどう保たれるか

波平◉二つには、看護師の、社会全体、医療界全体における、そして何より、看護師自身の立場からの適正な配置の問題です。まず、看護師自身が、自分は適正に配置され、適正に扱われていると感じることができるような環境が出来上がっていなければなりません。看護師の頻回な転職や離職は、適正さが失われていることの何よりのあらわれです。

適正さはどう保たれるか。先に述べた、日本における医療施設全体の再編成の中で、医師の配置と同じように看護師の配置を考慮に入れた再編成が図られるべきだと思います。往々にして、看護師は、専門性をもっているのに、人数合わせの対象とみられています。COVID-19対応の中で、急いでコロナ専門病院や病棟を設立しようとしても看護師が集まらないため病床数を予定どおり確保できないということがたびたび報じられました。どのような専門性をもち、どのような看護歴をもち、すぐに就労や異動が可能な看護職が全国にどのくらいいるかの年次のデータベースは構築できないものでしょうか。

一方、データベースは看護師本人による登録がないとできませんから、看護師自身の自己評価が必要になってきます。専門性、知識や技術の成熟度とその更新の程度、自身や家族との関係で就労できる地域や時間などを評価し、どのような場、どのような処遇が自分にとって適正であるかを常に把握する態度が必要になるでしょう。現行の、看護師が就労・転職する場合に参照するデータベースで提供される情報は十分なものではないと聞いています。看護師を日本社会の貴重な財産だととらえることが、社会全体、医療界全体、そして看護師自身に必要だと考えます。また、看護師自身が適正さを求めるときに必要となるのが、知識や技術の更新です。再教育と免許更新の組み合わせの充実した制度の構築と実施が必要となるでしょう。

看護師の国民的イメージと看護の本質

波平◉三つには、看護師の職業的本質の再検討です。看護師という専門職はどのようなものかの国民的なイメージは非常に大切です。何よりも、患者が看護師との関係をどのように考え、接することになるかにおいてです。臨床の場で、看護師に暴言を吐いたり、身体的暴力を振るったりというケースもあると伝えられています。無制限のサービスを提供する職業と勘違いしているのでしょう。また、若い人々がどのような将来像を抱いて看護師を目指すかにおいても重要です。看護師の適正な処遇と配置を社会全体で検討するときにも、看護師の「イメージ」のどの部分をどのように修正したり強化したりするかを、看護師自身で行う必要があります。それは、先に述べた個々の看護師自身による自己評価ともつながります。

田辺先生も述べておられた看護師の「手当て」という表現に代表されるような、患者との身体的距離の近さや身体接触を通しての看護を職務の中心に置こうとする際、COVID-19患者対応で身体接触を極力少なくせざるをえなくなったとき、看護の本質は失われたことになるのかどうか。今回の経験を、看護師自身がどのように考えているか、看護の本質との関係でぜひ調べてもらいたいと考えます。

フィジカルディスタンシングをすることや「三密を避ける」という経験は、後になってみると思いがけない置き土産を残している可能性があります。人間関係構築の基本を見直さなければならないのですから、個人個人が認識しないままにそれに代わるものを創造しているかもしれません。ましてや臨床の現場では、と考えています。

最後になりますが、医療の世界にいない者の発言ですから、勘違いや理解の行き届かないところがあると思います。ご指摘をいただければ幸いです。

（二〇二一年一月二十四日、オンラインで実施）

おわりに

文化人類学（医療人類学）は、相対化の学問です。相対化とは、「当たり前」を問い直すことです。本書では、冒頭から「医療の方々は、自分たちがいっていることは、誰にでもわかるはずと思い込んでいるのではないか」と、医療者の「当たり前」を喝破（かっぱ）し、看護や看護師の世界で「当たり前」とされてきた「手当て」について、「患者は本当に求めているのだろうか」と大胆に疑ってかかり、現代の「看護の本質」に迫っていきました。

波平先生へのインタビューを終えて、看護とは何かが問われていると、改めて実感しました。ナイチンゲールの時代に求められていた看護のありようは、現代の高度医療の中にあって変容を迫られている、いや、変容しつつあります。看護師の特定行為に加え、たとえば、麻酔科学と看護学を融合した周麻酔期看護師（看護学）が生まれていることに象徴されるように、今や、医療（医学）と看護は対立するものではなく、融合し、学問体系の一つに組み込まれ始めています。さらに、手術室を例にとれば、これまで手術室勤務の看護師が行っていた器械出しの役割を、看護師以外の職種が実施していると、日本手術看護学会が会員向けの実態調査で明らかにするなど、「病室の清掃」や「シーツ交換」だけでなく、より高度な専門知識を求める技術までもが、看護師の業務ではなくなってきています。つまり、看護はすでに変わり始めていて、「コロナ」はそれを浮き彫りにしたにすぎないのです。

何が看護で、何が看護ではないのか。「コロナ」はこれを考える大きな手掛かりを私たちに与えています。今まさにCOVID-19医療の最前線では、「コロナ」という現象がもたらす物理的、社会的、心理・社会的な影響を考慮した新しい看護が生成し、修正されながら、実践を繰り返しているのです。「コロナ」において行われた看護をていねいに振り返り、検証することが、現実に即した新世代の看護の本質を浮上させるでしょう。

「患者は本当に手を当ててほしいのか」。本書では、時にこうした強い言葉を用いて看護の本質を問いました。また、「看護師は背負いすぎている」とも語られています。しかしこれは、現行の看護が「間違っている」ということではありません。むしろ、私たちにはこれだけのことをしてきた実績と力があるということです。

このインタビューを通して私たち看護師は、あの日、都心上空を飛行したブルーインパルスにも負けない、強く美しい、大きなエールをいただきました。

（田辺けい子）

〈著者紹介〉

波平恵美子（なみひら・えみこ／*Emiko Namihira*）

お茶の水女子大学名誉教授・元日本民族学会（現・日本文化人類学会）第十三期会長。

一九六五年九州大学教育学部卒業、一九七三年同大学大学院教育学研究科博士課程単位取得退学、一九七七年テキサス大学大学院人類学研究科博士課程修了（Ph. D 取得）。

九州芸術工科大学教授、お茶の水女子大学教授などを歴任。二〇〇六年お茶の水女子大学名誉教授。専門は、文化人類学、特に、医療人類学、宗教人類学、ジェンダー論。日本文化論（日本民俗学）における「ハレ・ケ・ケガレ」という三項対置の概念を示した。一九七〇年代より、看護教育に従事。『病気と治療の文化人類学』（海鳴社、一九八四）、『脳死・臓器移植・がん告知―死と医療の人類学』（福武書店、一九八八）、『病と死の文化―現代医療の人類学』（朝日新聞社、一九九〇）、『医療人類学入門』（朝日新聞社、一九九四）、『ケガレの構造（新装版）』（青土社、一九九六）、『いのちの文化人類学』（新潮社、一九九六）、『暮らしの中の文化人類学（平成版）』（出窓社、一九九九）、『日本人の死のかたち―伝統儀礼から靖国まで』（朝日新聞社、二〇〇四）、『からだの文化人類学』（大修館書店、二〇〇五）、『文化人類学（カレッジ版第四版）』（編著、医学書院、二〇二一）など、著書多数。

田辺けい子（たなべ・けいこ／*Keiko Tanabe-Nishino*）

神奈川県立保健福祉大学准教授（リプロダクティブ・ヘルスケア／助産学領域）・看護師・助産師。

東京大学医学部附属助産婦学校を卒業後、一九九二年より社会福祉法人恩賜財団母子愛育会愛育病院に勤務。

一九九八年より草加市立病院勤務を経て、二〇〇四年共立女子大学国際文化学部卒業、波平恵美子氏に師事し、二〇〇六年お茶の水女子大学大学院人間文化研究科博士前期課程修了、修士（人文科学）、二〇一三年北里大学大学院看護学研究科博士後期課程修了、博士（看護学）。

神奈川県立保健福祉大学講師を経て、二〇一八年より現職。専門は、看護学、助産学、医療人類学。主著『Nursing Today ブックレット・02　無痛分娩と日本人』（日本看護協会出版会、二〇一九）。

「Nursing Todayブックレット」の発刊にあたって

日々膨大な量の情報に曝されている私たちにとって、一体何が重要でどれが正しく適切なのかを見極めることがますます難しくなってきています。

そこで弊社では、看護やケアをめぐりいま社会で何が起きつつあるのか、各編集者のさまざまな問題意識（＝テーマ）を幅広くかつ簡潔に発信していく新しい媒体、「Nursing Todayブックレット」を企画しました。

あえてウェブでもなく、雑誌でもなく、ワンテーマだけの解説を小冊子にまとめる手段を通して、医療と社会の間に広がる多様な課題について読者の皆さまと情報を共有し、ともに考えていくための新たな視点を提案していきます。　（二〇一九年六月）

●

本書についてのご意見・ご感想、著者へのメッセージ、「Nursing Todayブックレット」で取り上げてほしいテーマなどを編集部までお寄せください。https://jnapcdc.com/BLT/m/

Nursing Todayブックレット・10

「コロナ」と「看護（かんご）」と「触（ふ）れること」
——COVID-19（コヴィッドナインティーン） and（アンド） Nursing（ナーシング）

二〇二一年五月一日　第一版　第一刷発行　〈検印省略〉
二〇二一年十一月十五日　第一版　第二刷発行

著　者　波平恵美子（なみひらえみこ）・田辺けい子（たなべけいこ）

発　行　株式会社 日本看護協会出版会
〒一五〇−〇〇〇一 東京都渋谷区神宮前五−八−二
日本看護協会ビル四階
〈注文・問合せ／書店窓口〉
電　話：〇四三六−二三−三二七一
ＦＡＸ：〇四三六−二三−三二七二
〈編集〉電　話：〇三−五三一九−七一七一
〈ウェブサイト〉https://www.jnapc.co.jp

デザイン　Nursing Todayブックレット編集部
印　刷　日本ハイコム株式会社

ISBN978-4-8180-2340-6

新型コロナウイルス

ナースたちの現場レポート

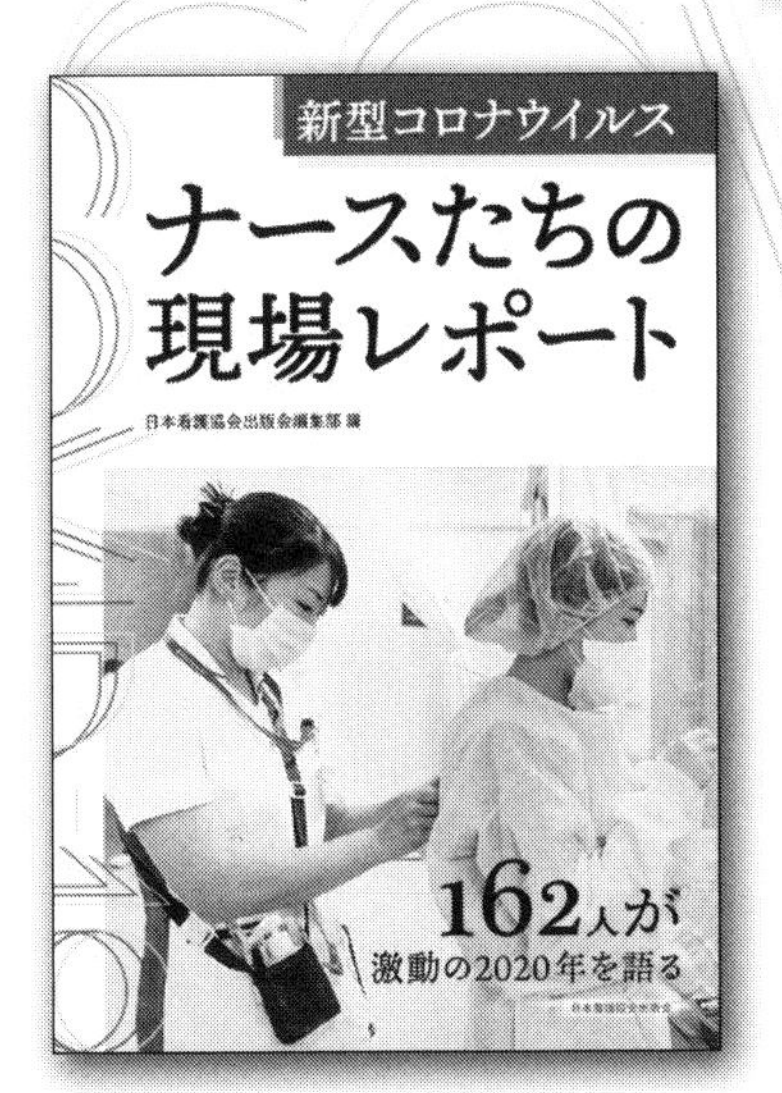

仕事への使命感、未知のウイルスへの恐怖、差別・偏見に対する怒りや悲しみ、大切な人への想いなど、医療職であるとともに1人の人間であるナースの心情を綴った記録集

日本看護協会出版会編集部【編】

定価 **2,860**円
(本体 2,600円+税10%)
A5判/756頁
ISBN 978-4-8180-2325-3

レポート106本！
コラム5本！
解説9本！

■主な内容

- **現場レポート**
  クラスターを乗り越えて/ダイヤモンド・プリンセス号/感染症指定医療機関/感染者受け入れ医療機関/後方支援医療機関/分娩取り扱い医療機関/小児医療現場/緩和ケア病棟/軽症者宿泊療養施設/保健所/帰国者・接触者相談センター/高齢者施設/訪問看護ステーション/ホームホスピス/児童発達支援施設/ラジオパーソナリティ/海外で活躍する看護職
- **日々の暮らし**
- **組織とコミュニティ**
  職能団体/各種団体/学術団体
- **教育の現場では**
  大学・教員/学生/現任教育
- **私の「コロナ日記」**

新型コロナウイルスに感染していると誰も気がつかないまま、入院していた患者さんがいた。コロナ感染は、はじめは気がつかないうちにそっと広がり、そのうち誰かが発症して、「もしかして……」となる。「そのうち症状が落ち着くのでは？」と誰もが思っていたが、次第に体調不良者の人数が増えた。「なぜ、この患者さんが熱を出しているのか？」と調べている間に、職員も高熱を出した。患者さんには渡航歴がないから、PCR検査の対象にならなかった。
——そんなことが過去にあったな、といつか思うときが来るのか。

* * *

医師も感染や撤退したため少数しか勤務できておらず、当直を連日行っていた。看護師に勤務状況を聞いた。「あー、そういえば今日で14日勤か。まあ、いいんだけどね。だって働ける人がいないから」と笑っていた。笑いごとではないのではないか。もう感覚が麻痺しているのか？ 2交代の夜勤も非常事態で、本来夜勤明けの日の翌日は休日のはずが、その休日がなく連勤。ひどいと夜勤明けの日、朝申し送りをした看護師が、同じ日の夜勤に来る。

* * *

連日報道される医療従事者の姿は、救急外来やICUなどで働く医師や看護師の姿だ。もちろん、その人たちは感染のリスクも高く、普段よりも忙しいなか働いていると思うが、それは他部署で働くスタッフも同じなのだ。医師や看護師だけではない、病院ではあげたらきりがないくらい、多くの職種が働いている。しかし世間で称賛される医療従事者とは、いわゆる、最前線で働くあのスタッフたちなのである。そんな報道の仕方にも辟易した。

(本文より抜粋)

Nursing Today ブックレット

02

無痛分娩と日本人

執筆◉田辺けい子

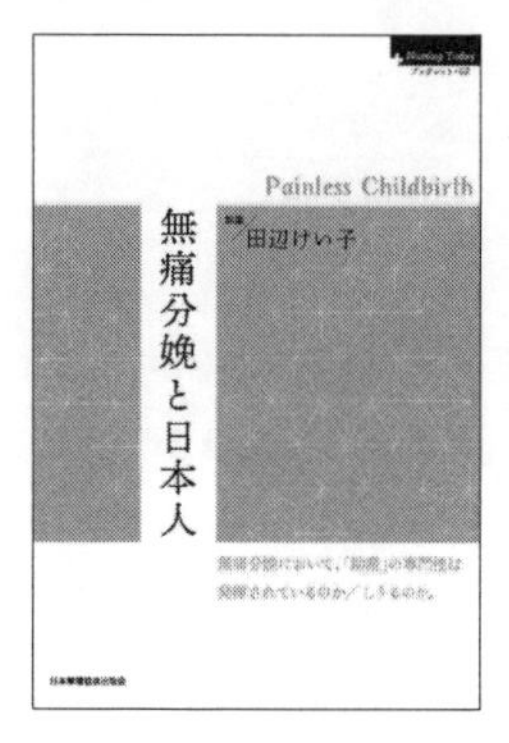

日本でも増加傾向にある無痛分娩。一方で、「出産に伴う痛み」を回避することへの忌避、「自然」な出産をよしとする価値観も根強い。無痛分娩の現場を描出することで、出産の痛みや女性、その身体に対する日本人の考え方や文化を浮き彫りにする。

64頁・定価825円（本体750円＋税10％）

ISBN978-4-8180-2212-6

07

多職種でコロナの危機と向き合う

編集◉梶原絢子

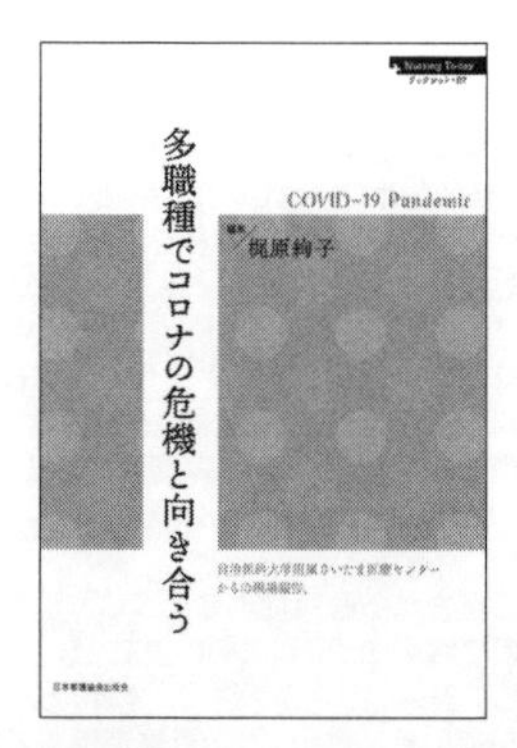

歴史的な災禍をもたらしている新型コロナウイルス感染症。まだ医療・看護におけるエビデンスがほとんど得られない中で、対応にあたる医療施設はこれまでいかにしてこの危機を乗り越えてきたのか。自治医科大学附属さいたま医療センターからの現場報告。

64頁・定価990円（本体900円＋税10％）

ISBN978-4-8180-2283-6